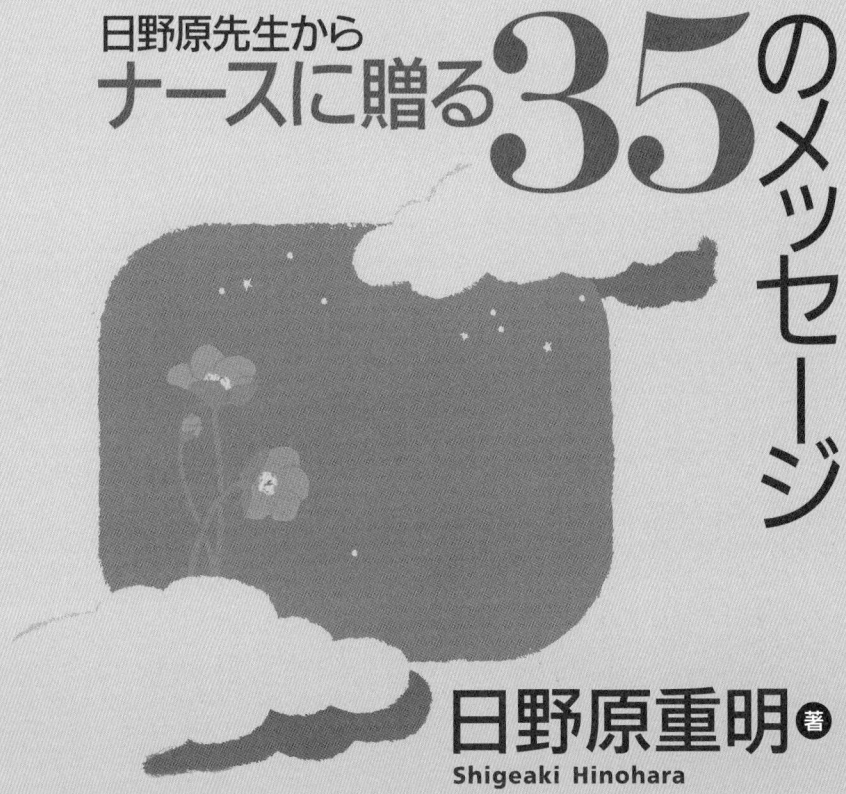

日野原先生から

ナースに贈る35のメッセージ

日野原重明 著
Shigeaki Hinohara

日本看護協会出版会

まえがき

　私が理事長をしている財団法人ライフ・プランニング・センターの事業の1つとして、「訪問看護ステーション千代田」を千代田区平河町の砂防会館５階に1997年に設立し、毎月1回、同ステーションの訪問看護師、ケアマネジャーならびに在宅医療を行っている開業医師を交えて、同センターの健康教育サービスセンターを会場に症例検討会を開催してきました。

　私はこの症例検討会に毎回出席し、その記録を日本看護協会出版会の雑誌『コミュニティケア』に「日野原重明の“一緒に学ぶケアカンファレンス”」として連載してきました。そして、その内容は2回の第2特集にまとめられました。

現役訪問看護ステーション勤務の訪問看護師によりまとめられた2003年から2008年までの5年間の症例の中から35例を選び、各症例につき私が発言したコメントが、本書『日野原先生からナースに贈る35のメッセージ』として発刊されることになりました。

在来の日本の訪問看護師の業務は、主治医と密接な協働作業としての訪問看護とは言い難く、多くの場合、訪問看護は訪問介護のレベルで終わりがちであることを私は指摘してきましたが、この症例検討会では医師、訪問看護師、ケアマネジャーがより密に協働して症例の問題解決をもたらせるようコメントを行ってきました。

この症例1つひとつに読者の皆さんが参与して、私のコメントの中から皆さんの日常の業務の向上に役立つアドバイスを聞き取って頂ければ幸いです。

2009年10月

財団法人ライフ・プランニング・センター理事長
日野原重明

看護の心

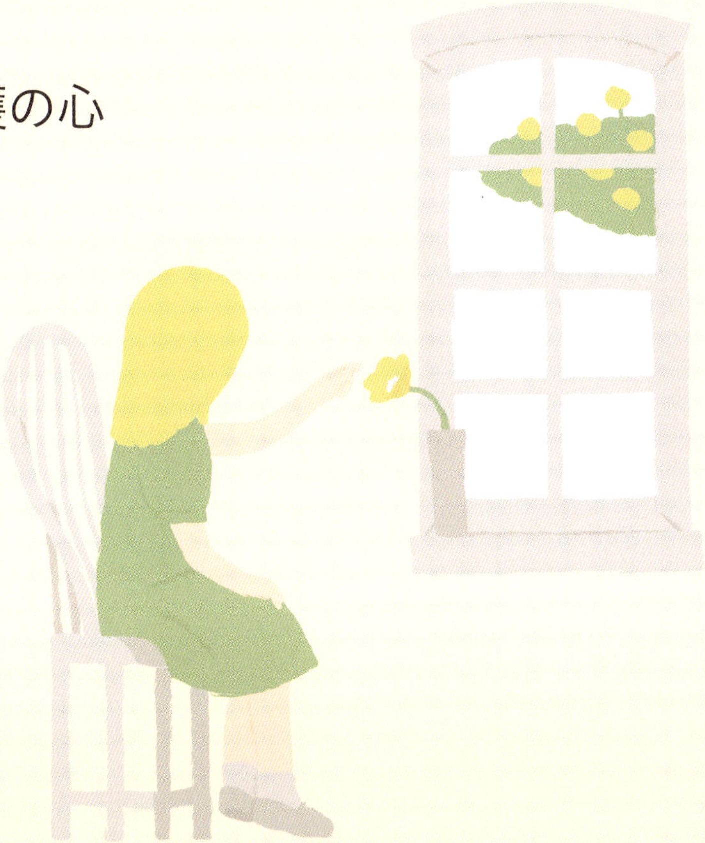

1

患者の生活が
どうしたら
豊かになるのかを
考えてケアするのが
"看護"ですよ。

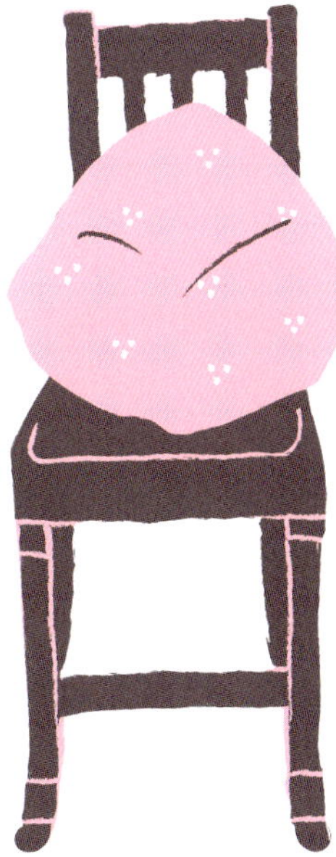

山本正子さんは潰瘍ができて、なかなか治癒しません。医療者に対して、不信感を持っているようです。カンファレンスでは、潰瘍の原因について話し合いましたが、栄養状態の面からも特定の原因となるものは明らかにできませんでした。

日野原先生は声楽を勉強していて独自で開発した発声法を持つという山本さんの経歴に着目して、看護師に「山本さんの歌を聞いたことはあるの？」と質問します。「ありません」と言う看護師に「どうして歌ってもらわないの？　どういう発声か聞かせてくださいと言ったら、きっと歌ってくれると思いますよ。山本さんにとってのQOLは何かということを考えないと。傷が治らないだけにね」と諭します。

そして「ケアは傷の処置だけではないからね。孤独な心の傷を癒すのもケアだからね。患者さんの生活がどうしたら豊かになるかを考えてケアするのが“看護”ですよ」という日野原先生の言葉にカンファレンス参加者は深くうなずいていました。

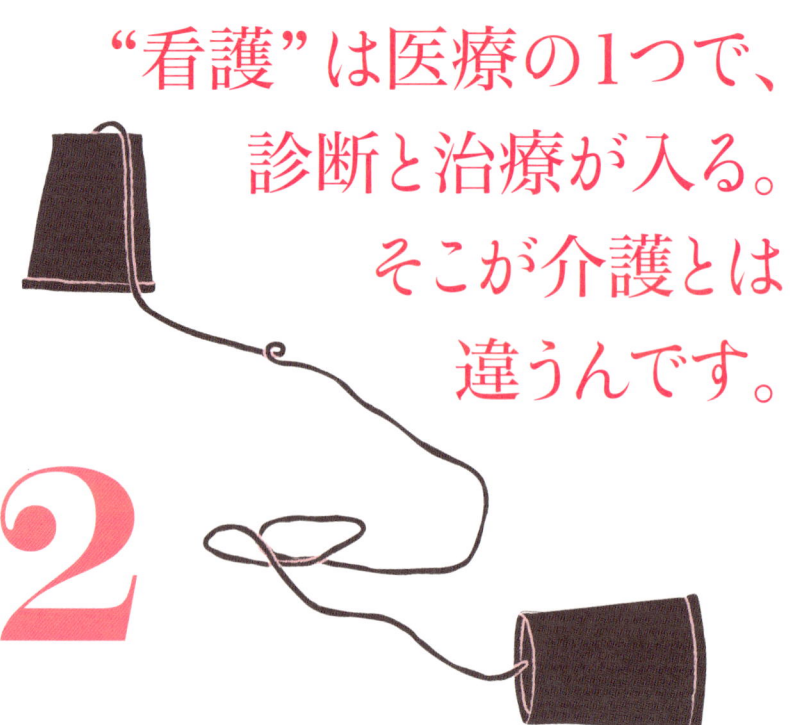

“看護”は医療の1つで、
診断と治療が入る。
そこが介護とは
違うんです。

2

脳梗塞で入院している田中良夫さんは、病状が安定したため在宅療養を希望しました。退院が決定し、訪問看護師が病院に情報提供を依頼しても、スムーズな連絡調整は行われず、依頼した退院後のケアの指導も十分行われていませんでした。

訪問看護師は「病院から在宅主治医に紹介状が届いていなかった」と病院からの連絡不備を訴えました。日野原先生は「ほとんどの訪問看護が医師不在で行われており、日本の在宅ケアはいいかげんなものという印象を受けるが、それは主治医というものがいないから。そういう例を集めて“これが在宅ケアの現状です”と学会で発表し、日本の在宅ケアはこれでいいのですか、と世論に響くように発言しないと同じことを繰り返すだけだね」と指摘しました。

　その上で「訪問看護は医師と協働しなければ、しっかりしたケアはできないの。ドクターが“本当”の主治医になるためには、ナースが専門的な病気の議論を医師との間にできるような関係にならないと」と、訪問看護が“医療”の1つであり、ケア中心の看護に診断と治療が入った看護の大切さを強調しました。

3

最初からあきらめては
工夫の余地はない。
問題の解決には
発想の転換が必要だね。

佐藤静江さんは膝部の皮膚損傷から感染を起こし、移動ができなくなっています。尿漏れによる感染の可能性もあり心配です。

訪問看護師は「動けないのに紙おむつもせず、下半身には何もつけていない佐藤さんが、排尿しようと部屋に広げてある紙おむつのところまで移動する前に漏らしてしまうため、部屋の尿臭がひどい」と訴えました。

日野原先生は装着型の尿器はどうかと提案。しかし、訪問看護師は「本人は今のままで十分快適だと思っている」と答えます。そして「最初からあきらめてしまったら工夫の余地は生まれてこないからね。問題の解決には発想の転換が必要だね」と、木の床にすること、リフトで持ち上げて移動すること、排泄場所へのレールを設定することなど、さまざまな提案をし、「もう一息頑張ったらどうですか」と励ましました。

4

家でケアをするのだったら、
バイタルサインの見方を
家族に教育するのは
当たり前なの。

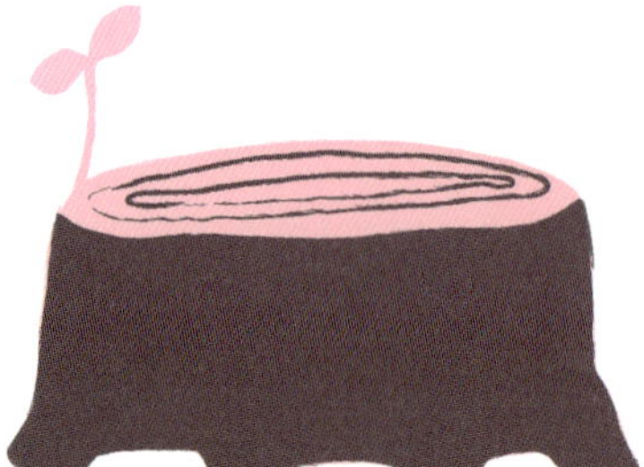

看護師はターミナル事例の経験がなく、佐々木和子さんが初めてのケースで自信がありません。死の教育として“死のプロセスを説明する”という課題を持っていましたが、「家族にどの程度説明すればよいのか、どういうふうに自分の説明を理解してくれているのか不安がありました」と発言しました。

日野原先生は「死ぬときに何が起こるかは経験しないとわからないから、家族は不安で仕方がないの。だから“数”で評価することを前もって教えておいたほうがいいね。呼吸が荒くなるとか脈が早くなるというけれど、それがどれくらいなのかをね。例えば、呼吸が10を割ったら警戒態勢に入りなさい。8つよりも下がってきたら間もなく呼吸停止だから、お別れをしなさいよ、と教えるの」

と基本的なことを諭しました。

　そして「私の経験では、９歳の子どもががんの末期のママの呼吸数をちゃんとカウントした事実があり、お別れが近づいたとき、“ママ、９年間ありがとう”と言った。そうしたら、７歳の弟もお兄ちゃんにならって“ママ、７年間ありがとう”と言った。その声を最期に聞いて、お母さんは静かに亡くなったの」と語りました。

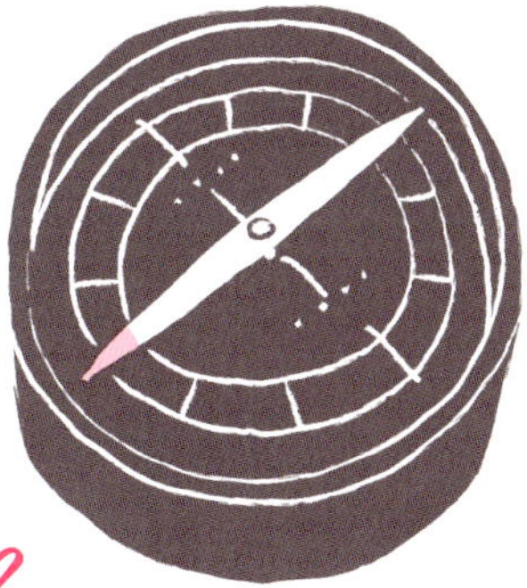

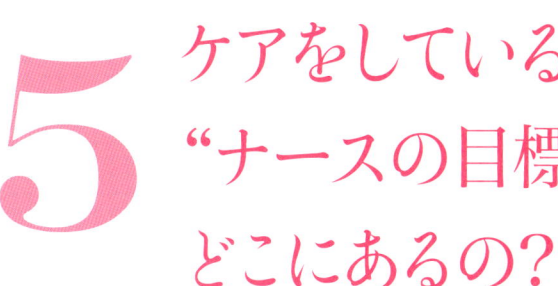

5 ケアをしている“ナースの目標”はどこにあるの？

中村輝子さんは脳梗塞と診断され、左半身麻痺のために自力での体動が困難です。家族の「目標」が高く、休みなくスケジュールが組まれ、中村さんは疲労しています。看護師はどのようにかかわればよいのか悩んでいます。

日野原先生は「ケアをしている“ナースの目標”はどこにあるの？　そこがよくわからないね。このケースは何が本当のプロブレムなのかな。患者さんからの訴えはないし、合併症も起こしていない。はっきりとした問題が出てこないね」と基本的なことを指摘しました。

そして「単純に繰り返されるケアであるだけに、これでよいのかという思いがあるかもしれないね。危険なバイタルサインが出たときには、ナースが早めに発見して手を打つことは必要だけれども、家族はやりがいを感じているのだから、割り切ってしまってもよいかもしれない」と現状を分析しました。看護師は自分自身が目標を失っていたことを反省し、「もう一度、問題点を見直すきっかけができました」と述べました。最後に日野原先生は「月に一度くらい進行具合を判断することは、QOLの観点から必要かもしれないね」とアドバイスをして締めくくりました。

6

医師とナースのカンファレンスがないと解決の道はなさそうだね。

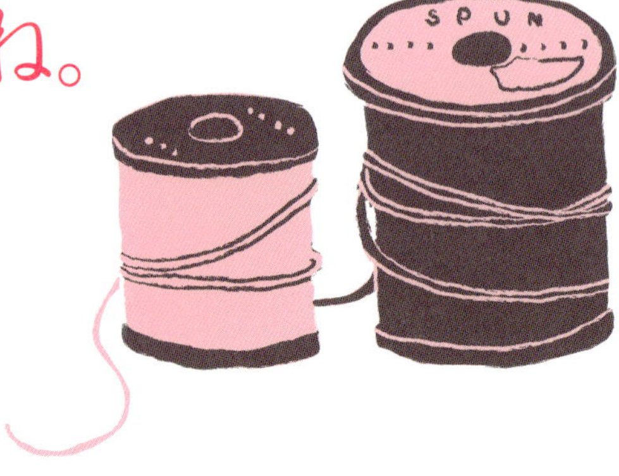

進行性核上性麻痺の石田三郎さんは、半年ほど前から食事中の誤嚥が増え、反応が乏しくなり、発語も減ってきています。主介護者である長男に在宅主治医の導入を勧めても、難病の専門医に診てもらいたいようで、納得してもらえません。

日野原先生は「このケースのプロブレムリストを考えると何が一番問題になりますか」と訪問看護師に整理を促しました。訪問看護師からは「長男との関係」があげられました。また、カンファレンス参加者からの「長男は石田さんの死についてはどのようにお考えなのでしょうか」という質問に対しては「死につながる発想はまったくありません」と答えました。

このやりとりを聞いて日野原先生は「このケースはナースだけで

は限界があるね。もう少し医師が積極的に長男に話をしてくれるといいのだけれども。医師とナースのカンファレンスがないと解決の道はなさそうだね。看護には全体のマネジメントが必要なのに、これがなかなかできていない状況だね」と訪問看護の頑張りを促しました。

上手に人の力を借りてね、ナースはマネジメントすればいいの。

7

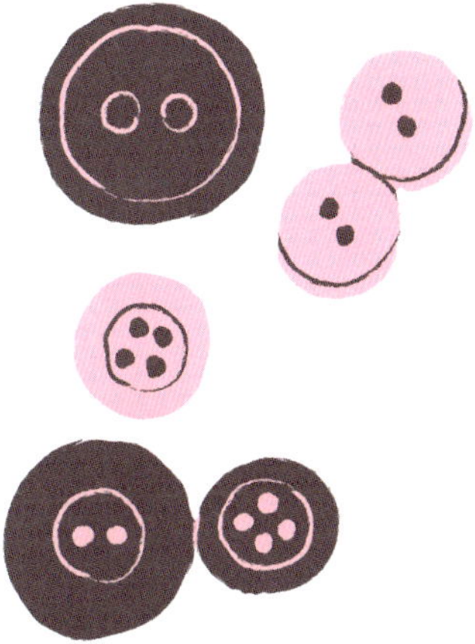

訪問看護師は「病院から検査データをいただけないことがありますが、“データは患者さんのものだから”患者さんにも訪問看護師にもデータは必要です」と言いました。

日野原先生は「僕はその考え方には異議があるな。それではチーム医療はできないじゃないの。それは間違った考え方なんだから屈服してはダメだよ。それから、自分で全部やろうとするのは間違い。不得意なところは誰かにやってもらうの。上手に人の力を借りてね。ナースはマネジメントすればいいの」と、チーム医療における訪問看護師の役割を明確にしました。

カンファレンスでは、介護者の妻に粘り強くアプローチして利用者側から病院を変えていく方向性が示されました。そして日野原先生は「今日は基本的な訪問看護の問題が出たね。生活全般のマネジメントを考えるところが“看護”であって、“介護”とは違うところ。くじけないでやってほしい」と励ましました。

8

訪問看護こそ日本のナースを変えるきっかけになってほしいね。

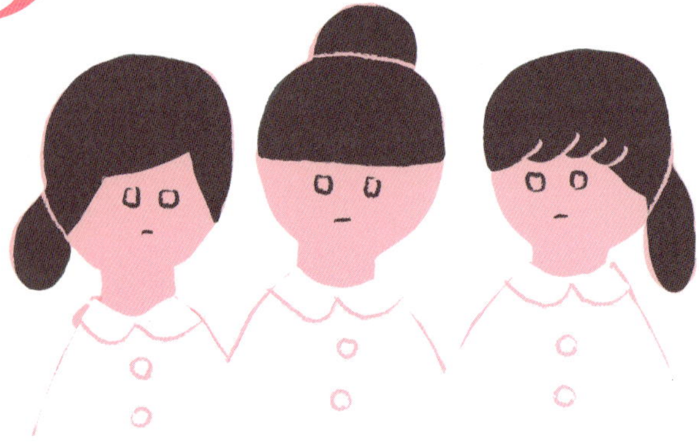

寝たきりの吉田トキさんの潰瘍が治りません。原因は糖尿病コントロール不良と末梢循環障害が考えられますが、完治は難しく、訪問看護師は感染予防などをどのように行っていけばよいか悩んでいます。

日野原先生は「吉田さんのような糖尿病患者には冠動脈の閉塞があると思う」と推測して、心電図をとること、腎臓・眼底を調べた上で足の切断も考慮に入れることなどを指摘しました。

しかし、「ナースからの意見を受け入れない医師が多い」と言う訪問看護師に、日野原先生は「本当は皆さんが心電図をとって、医師に“読んでください”と言えるといい。これからの訪問看護師は、心電図が読めることも大切ですよ。これから先の訪問看護をレベルアップするには“診断ができるナース”でないとダメなの。これがないと、訪問看護が“介護”だけになってしまう。“診断は医師のものだ”という時代はもう過ぎたの。訪問看護こそ日本のナースの業務を変えるきっかけになってほしいね。そのためにはバイタルサインの読み方の勉強をすること」と、訪問看護師の奮起を促しました。

カンファレンスがないと
“迷路”に入ってしまう。
だからカンファレンスは
重要なんだね。

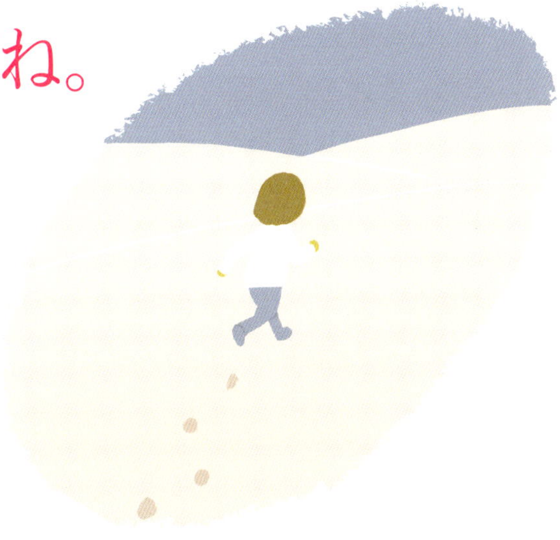

9

脳梗塞でリハビリ中の野村哲男さんは、初めて訪問する介護サービススタッフに強い拒否反応を示しています。

「かかわる介護サービススタッフが皆、手を引いてしまったら野村さんの生活が維持できなくなる」と心配する訪問看護師に対して、日野原先生は「野村さんの主治医は大学病院の教授だそうだね。近医を主治医にしないところを思うと、非常に“権威”というものに弱いと思う。だから、主治医がもっと強く出れば、この患者さんの拒否反応も弱くなるのじゃないかな。そういう実情を認めて、ケアマネジャーが介入することが必要だね。このような場合、カンファレンスがないと、迷路に入ってしまうから、カンファレンスは重要なんだね。ケアマネジャーを通して、主治医にかかわってもらうことが問題解決の一歩なんじゃないかな」とアドバイス。訪問看護師はチームケアにおけるカンファレンスの大切さを再認識しました。

10

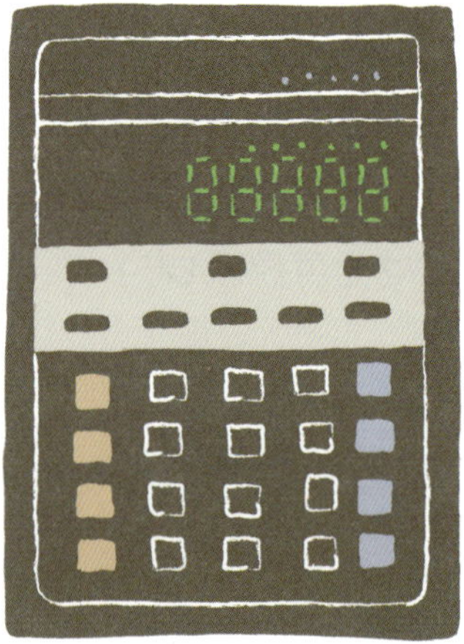

栄養量の評価は
訪問看護師にとっても
大切ですよ。

2年前、心筋梗塞で入院した五十嵐恵子さんは、2カ月前から在宅療養になりました。1年前から発熱を繰り返し、訪問看護開始時より体重が10kgほど減少してしまいました。

急激な体重減少について、日野原先生は服用している薬剤に着目し「ジゴキシンの量が0.25mgというのは多いね。ジゴキシンの量は食欲と関係があってね、服用していると食欲がなくなることが多いの。食べないからやせるのであれば、食べられない原因は何かを考えることが大切だね。心筋梗塞が軽症だったのであれば、現在も心臓の治療をしていることは、五十嵐さんにとってよくないかもしれない」と意見を述べました。

その上で、訪問看護師に対して「あなたたちがカロリー計算をしないと。このケースでは、食事の量が妥当かどうかを誰も評価していない。栄養量の評価は、訪問看護師にとって大切なことですよ」と訪問看護師の努力を促しました。また「不整脈（心房細動）がある上にやせることが目立つ老人では、よく甲状腺機能亢進症があるので、医師と相談し、採血して甲状腺ホルモンの T_3、T_4 検査を行うとよいね」とアドバイスしました。

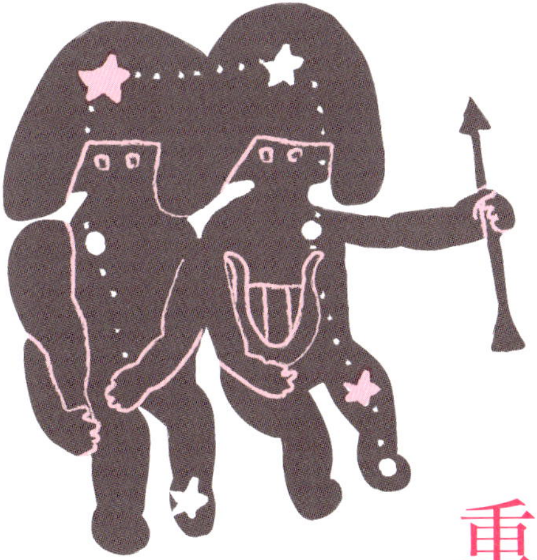

11

非常に難問が
重なったときには
自分たちで
解決できるかどうか
考えないと。

認知症の木村秀子さんは外国からの帰国者のため、コミュニケーションがうまくとれません。木村さんの家族も日本語ができないため、どのように支援すればよいか悩んでいます。

日野原先生は訪問看護師と利用者との間でどのようなコミュニケーションがとれているか質問しましたが、「木村さん自身“アーアー”と言うだけでイエス・ノーもないし、長男も日本語が話せないので、本人や家族の意思がわからずに、訪問看護を続けている状態」という返事を聞いて、「訪問看護でやらなければいけないことが多過ぎるね。いろいろな人の知恵を借りないと。ソーシャルワーカーや看護学生を動員するのも1つの方法じゃないかな」と提案しました。

そして「こういう非常に難問が重なったような状況のときには、自分たちのチームで解決できる範囲なのかということを考えなくてはね。アドバイザーの助けを求めることも含めてね」と訪問看護だけですべてを抱え込むことのないようにアドバイスしました。

1つひとつ
根拠で対処法を考えると
解決のめどがつく
可能性がある。

12

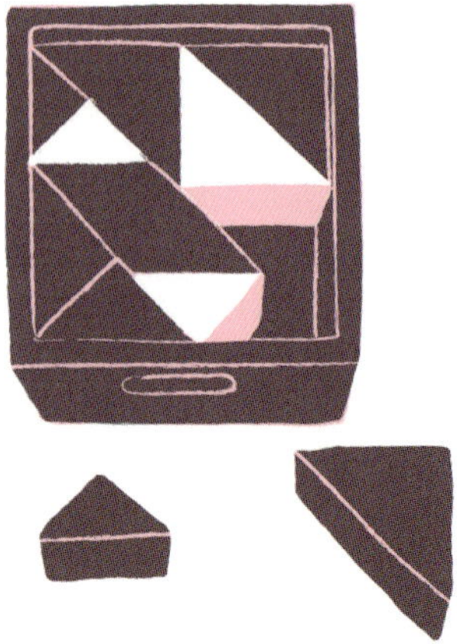

加藤恵さんは脳梗塞で入院し、退院後にリハビリ目的で訪問看護を始めました。左半身麻痺があり、尿路管理がよくなく、膀胱炎のリスクが高く、褥瘡も繰り返しできています。

日野原先生はまず加藤さんの一番問題となっている点として「褥瘡と尿漏れ」を指摘しました。その対策がなかなか進まないと訴える訪問看護師に対して、「尿漏れについてはカテーテルのサイズを変えるとか、おむつにするとか、褥瘡についてはリフトの使用は考えられないですか」と聞きました。訪問看護師は、カテーテルについては太さの変更をして尿漏れがだいぶ少なくなったけれども、リフトについては部屋が狭くて使用できないと答えました。

日野原先生は部屋の広さを確認し、「リフトはレールを使用しない天井からつり下げるタイプもある」と指摘。そして「あいまいなままになっている問題を1つひとつ確かな根拠から対処方法を考えていけば、解決のめどがつく可能性があるのじゃないかな」と諭しました。

"frailty"をどうするかを
ナースは行動目標として
考えることだね。

13

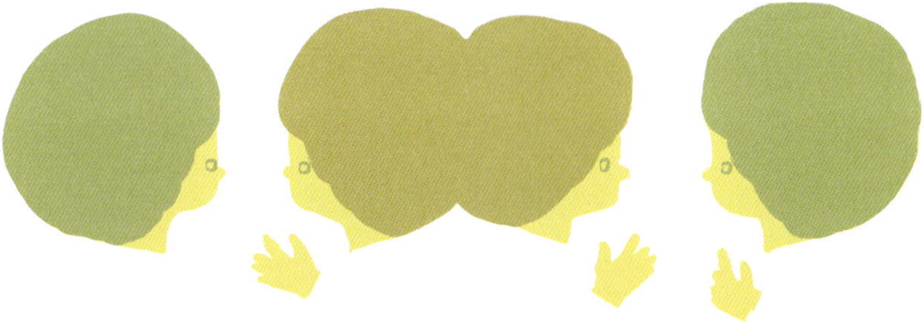

下半身麻痺で車椅子生活を送っている高橋譲二さんは、１年ほど前から筋力の低下が目立ち、介助を必要とする部分が増えてきており、QOLを維持していくためのかかわりが問題になっています。

日野原先生は筋力低下による転倒の危険性を指摘し、「筋肉量が減少する、筋肉の力が衰える、持久力が低下する、緩慢な動作になる、活動性が低下する。これが“老人の脆弱化”の特徴で、このことを“frailty”というの。老人の看護をする人には、この“frailty”を押しとどめるにはどうすればよいかを知っておいてほしいね」と、“frailty”に対する防御をどうするかをチームケアで考えていく必要性を強調しました。

　そして具体的な看護行動を起こすためには「リハビリテーションの専門家とも相談するのがいいかもしれない」とアドバイス。さらに「“frailty”をどうするかをナースが訪問したときの行動目標として考えることだね。“frailty”が進行せざるを得ないのなら、進行を遅らせることを、もっと状態がよくなるのなら、よくするためには何を計画すればよいかを勉強しないと」と訪問看護師の今後の努力を促しました。

frailty：弱さ、もろさ、はかなさ

14

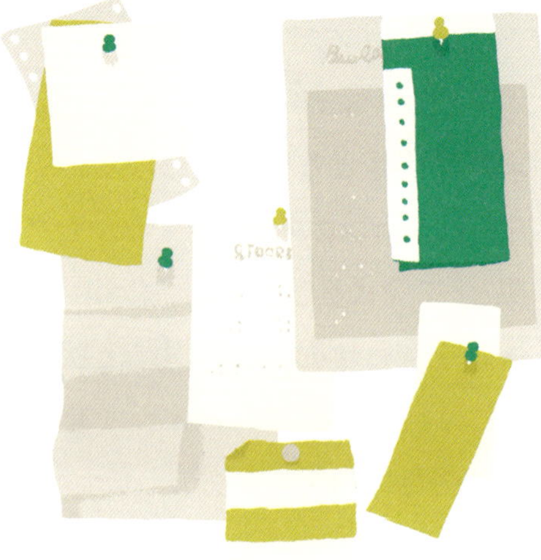

訪問看護は
ドクターと一緒に
方針を立てるところから
始まるの。

斉藤浩司さんは、妻と障害のある実弟の3人暮らし。妻は斉藤さんの介護に熱心ですが、自分のやり方に固執し、アドバイスを受け入れてくれません。訪問看護師は妻から「病院の先生にはコンタクトをとらないで」と言われており、どのようにアプローチすればよいか困っています。

カンファレンス参加者からは、妻が“強い”性格であるケースでは、指導はなかなか難しく、世間話の中で「このようなものもありますよ」程度にとどめておいて、関係の深まる中で少しずつ受け入れてもらうのがよいのでは、という提案が出されました。

しかし、日野原先生は「そのような方法もあるけれど、主治医から言ってもらうのが一番よいのではないかな。信頼している主治医から言われれば、妻もそうせざるを得ないでしょう。だから、それには皆さんが5分でもいいから主治医に会ってもらう努力をしないと解決しない」と述べ、「ドクターに直接会わないとね。受診に同行できないの?」と訪問看護師に尋ねます。

そして「訪問看護は“ドクターと一緒に方針を立てるところから始まる”のですよ。どうも、皆さん、主治医に会うのを遠慮しているように思うな」と指摘し、勇気を出して医師へのアプローチを行うようにアドバイスしました。

15

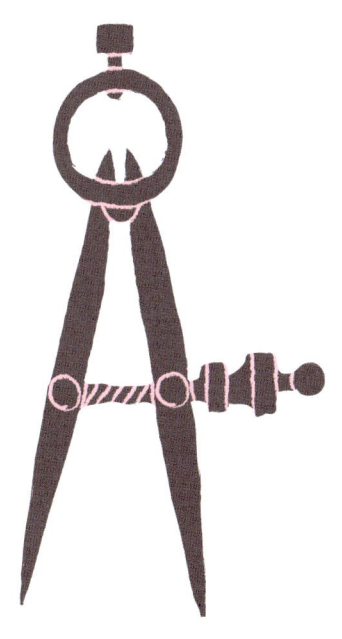

解決方法が
なかなか出なくても
“問題の所在を
明らかにすること”は
大切だね。

入院中にせん妄状態とADL低下をきたし、老人性うつ病・骨粗鬆症・不安神経症の診断を受けた藤井えみ子さん。介護者である長女は、藤井さんに対する思いが強く、身体的変化を受け入れられない状況で、どのように援助すべきか看護師は悩んでいます。

ケアマネジャーは「年齢を考えれば、母親の死を受容してもよいはずですが、介護者はそれができない状況です。今後、介護負担や介護者の精神的ストレスを緩和するためにどのように援助していけばよいでしょうか」と訴えます。

日野原先生は「今、100歳以上の人の6割は寝たきりに近い状態だそうですよ。100歳以上の人をケアすることは、あまり多くはないでしょう。だから、誰も経験したことがないようなことに今、皆さんもぶつかっているの。大切な経験として受け止めなくてはね」と話します。

「でも、答えはなかなか出ません……」と言う看護師に対し、日野原先生は「解決方法がなかなか出なくても、まず“問題の所在を明らかにすること”が大切だね」と励ましました。

かたくなな態度をとる
介護者だとしても
心を開かせることは
できるはずなの。

16

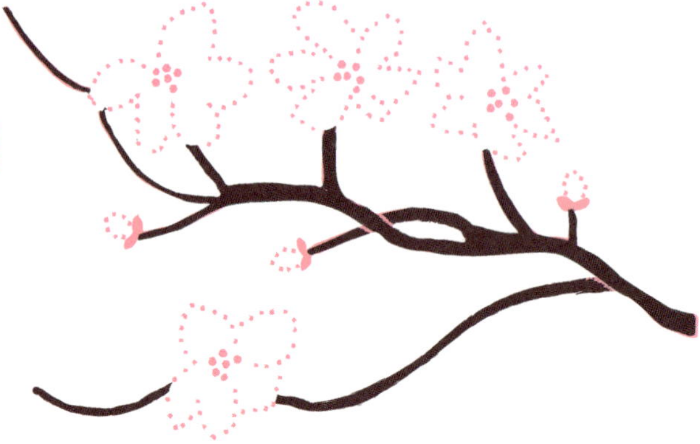

土井守さんは85歳でパーキンソン症候群の診断を受け、現在はほぼ寝たきり状態です。遠縁の女性が同居し、介護者となっています。長男は都内在住ですが、介護者の意向により訪問看護師は連絡がとれません。介護者は土井さんの療養生活の現状を外部から隠すことを優先しており、訪問看護師はどのようにかかわっていけばよいか意見を求めました。

カンファレンス参加者から「まったくまわりに情報を漏らさないということ自体、介護者は精神的な問題を持っている可能性も考えられるのですが……」と指摘がありました。

それに対し訪問看護師は「長男と連絡をとりたいと思っても、連絡先を教えてもらえません。私たちが訪問することに拒否はないのですが、このようにかたくなな態度をとる人にどのように介入していったらよいのかわからずにいます」と困惑しています。

日野原先生は「訪問看護師は家の中に入るので、たとえ、かたくなな態度をとる介護者だとしても、やがて心を開かせることができるはずなの。それには、誠実にゆっくりと穏やかに接することが大切になるね」と諭しました。

17

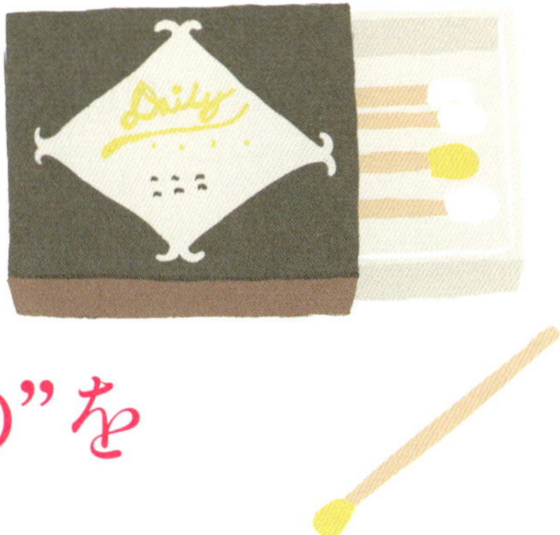

“残っているもの”を
引き出すには
何をすればよいかを
考えることが大切ですよ。

90歳ころから認知症の症状が見られる滝澤栄さんは、診断を受けていません。同居している家族は「認知症だからといって、何でも認める気はない」と認知症への理解がありません。

まず、滝澤さんの認知症がどの程度なのかを確認することの必要性が指摘されました。その流れの中で日野原先生は、滝澤さんが笑顔を見せることがあると聞き、「笑顔があるということは、人間として大切なことなの。長谷川式スケールの評価は“失われたものの評価”だけれども、“残されたものの評価”も大切だと思う。そして、訪問看護師が“残っているもの”に対してアプローチすることで、認知症の人と家族との相性ができてくるのですよ」と、相性が大切であることを指摘します。

さらに、日野原先生は「その人に具体的に“何をしてあげられるか”を考えると、相性もよくなっていく。だから、その人の“残っているもの”を引き出すには何をすればよいかを考えることが大切ですよ」と指摘し、訪問看護師やケアマネジャーが相手を立てながら、あきらめずにアプローチを続けることの大切さを強調しました。

患者さんに
寄り添う

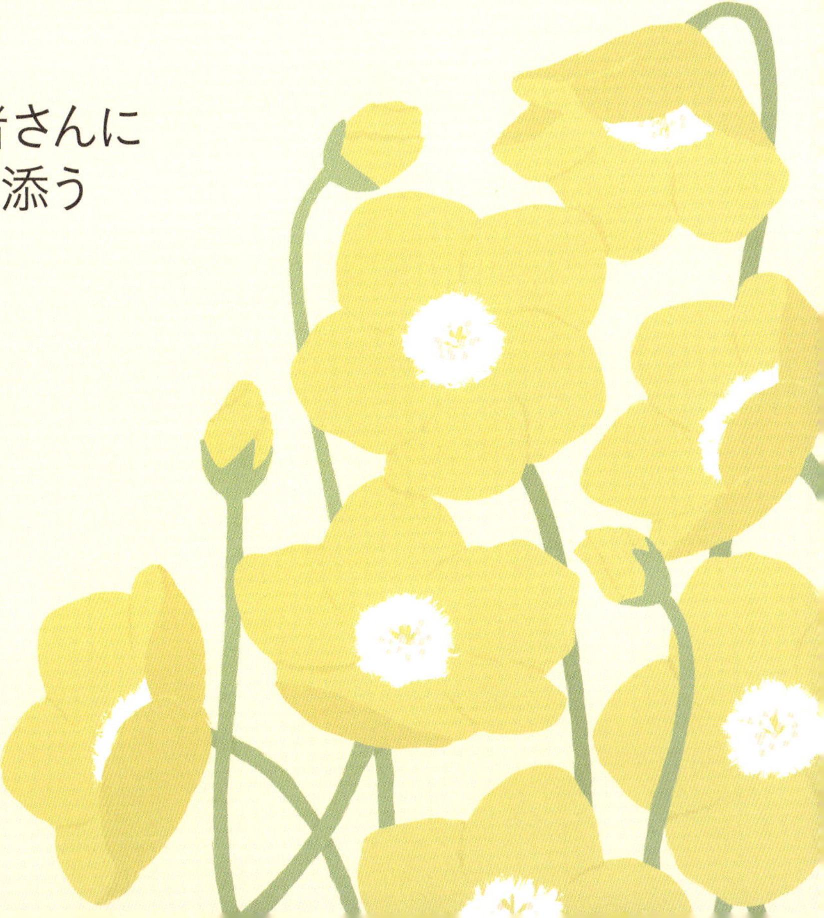

リハビリというのは
何のためにするのかな。
この人にとって、
何が大切なケア？

18

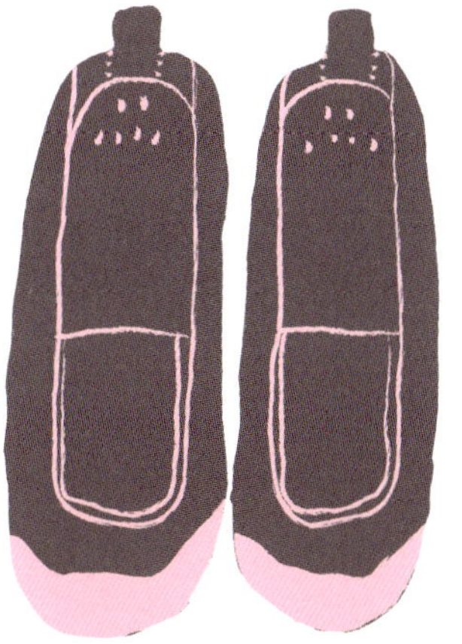

パーキンソン病の中川光恵さんの家族は、中川さんが車椅子で外出することに反対しており、訪問看護師と意見が異なっています。

日野原先生はまず訪問看護師に「中川さんはどの程度の歩行障害があるの?　手を貸せば倒れないで歩けるの?」と質問。「歩き出せば刻み歩行で歩ける」と言う訪問看護師に対して、「でも、止まったり、ちょっと押されたりすると、すぐに倒れてしまうというパーキンソンの特徴があるわけだから、倒れることは起こり得るわけで、実際に何回も転倒しているんでしょう。そうすると、リハビリというのは何のためにするのかな。パーキンソン病は神経作用からきているから、リハビリしても歩けるようにはならないのではないですか」と問題提起しました。

そして「歩けないので外に出にくいということなら、車椅子を使ってでも外に出ていくほうが社会に接しているという満足感が得られるのではないですか。この人にとって、何が大切なケアなのか。骨折を起こさないことは確かに大切だね。ただ、自分で行動すれば転倒の危険があるから、誰かが側にいなくてはいけない。もう少し訪問介護を増やしてみたらどうかな」とアドバイスしました。そして、医師を交えて夫ともっと話すことを勧めました。

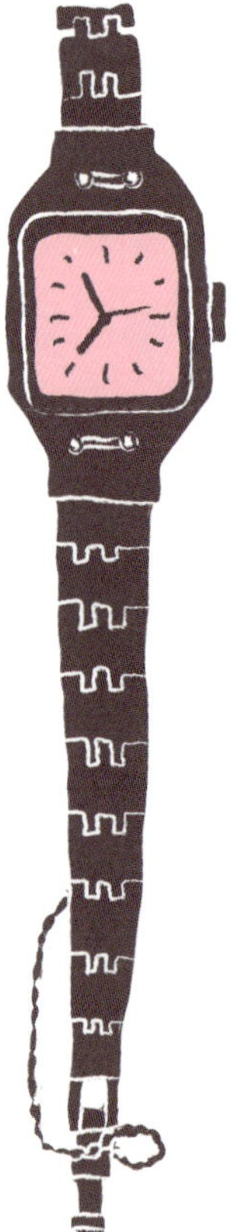

19

快適な身体刺激を
与えることで
心が和らぐのだね。

週2回リハビリを行っている遠藤孝之さんは、「できない」「疲れる」と乗り気ではありません。自分で工夫してやってみようという行動は見られず、看護師にも不満を持っている印象があります。看護師は「リハビリを励ますつもりで、何か提案しても、すべてマイナス思考になっているようです。あいさつしても顔も上げていただけません」と戸惑っている。それに対し別の看護師は「リハビリに乗り気でない人にはオイルマッサージなどで筋肉を和らげるようにしています」と発言しました。

それを受けて、日野原先生は「ホスピスのターミナルケアでボランティアができる一番いいことは、マッサージしながら少しずつ話をすることなの。ただ、話をするだけでなく、マッサージしたり、髪をとかしてあげると、患者さんの気持ちが乗ってくる。快適な身体刺激を与えることで、心が和らぐのだね」と話します。そして「遠藤さんにもそういうコミュニケーションをとっているうちに、かたくなな感情が和らいでくるかもしれないね」とアドバイスしました。

ポータブルトイレは
排泄のための椅子。
そこに座ろうとする気は
起きないでしょう。

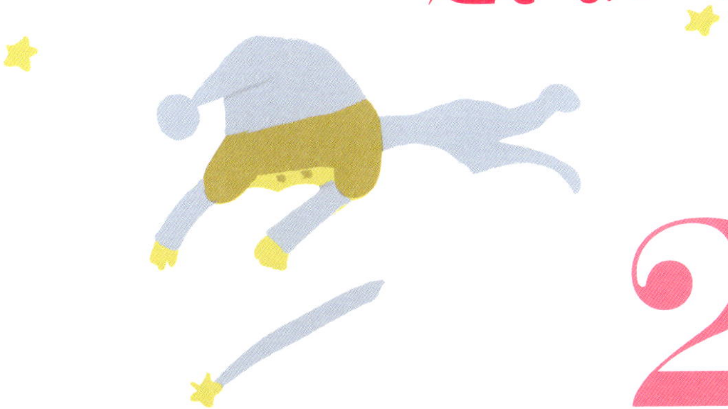

20

福井とき江さんは移乗は全介助ですが、ベッドで端坐位は保持できます。家具調のポータブルトイレを購入して、そこに座る訓練をしています。

訪問看護師は突然の寝たきりの原因は「低栄養と脱水ではないか」と主治医が話していたと報告。日野原先生も「栄養が改善したのに立てないのは安静にしているための廃用症候群だね」と指摘しました。さらに、活動低下について本人のやる気を問うと、訪問看護師は「自発性は少ないけれども座らせると30分は保持できる」と話します。

日野原先生は座らせる場所に着目し、「それはベッドの上、それとも椅子？」と確認。訪問看護師が「家具調のポータブルトイレ」と答えると、「ポータブルトイレだと、当人は排泄のための椅子と思うでしょ。排泄時以外に、そこに座ろうとする気持ちは起きないのではないかな。排泄と関係ない快適な椅子があれば、座ってみようかなというモチベーションになるのではないですか」と指摘しました。そして「座っている間に足をブラブラさせるような負荷のない運動をしてもらうといいね」と助言しました。

過去の追憶の中に
満足感を引き出すような
会話が必要なの。

21

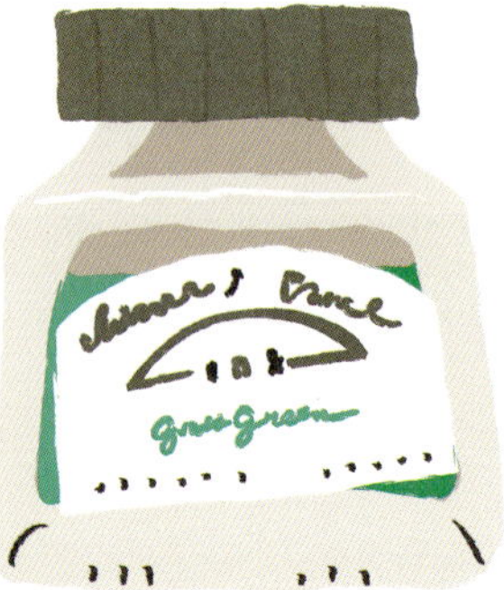

看護師は「転倒をきっかけに落ち込んでいる森川功さんに、どう接すればよいか悩んでいる」と述べ、それに対し、日野原先生は「車椅子で旅行に行くことをゴールにして、リハビリを進めたらどうかな。何のためのリハビリかというゴールがないとね」と目標設定を勧めます。

さらに「話題を探すといい。海外旅行はどちらに行かれました？と皆さんが聞くの。“最後はフランスだったかな”と言われたら、フランスのどこですか？　ってね。“心を家の外に連れていく”ということだね。ただ、体が動けばいいということではなく、精神的なリハビリを考えた会話が大切なんだね。単調な療養生活にアクセントをつけてあげることが必要じゃないですか」と言う日野原先生に、看護師は精神的なかかわりの大切さを再認識しました。

22

物忘れがひどくても、
判断力と人としての
感情があれば
認知症とはいえないね。

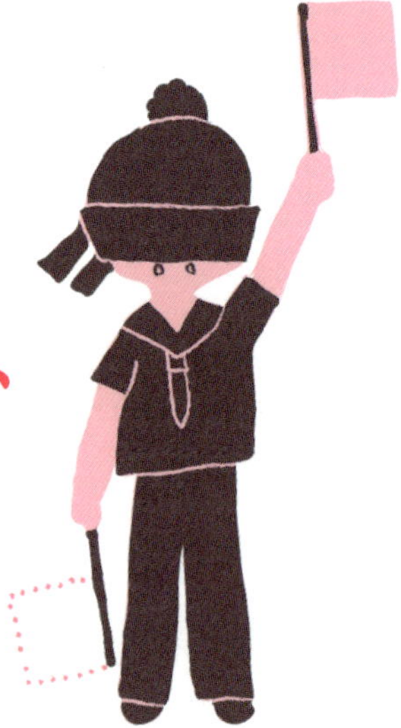

認知症の江川淑子さんは、高血圧や気管支喘息の既往があり、11種類もの薬を服用しているため、飲み忘れが心配です。

日野原先生は「これだけたくさんの服薬があれば、元気な人でも飲み忘れがあると思うのだけどね。それに年をとると気管支喘息は軽くなる。薬はどんどん減らすことができますよ」と、飲み忘れよりも減薬の必要性を説きました。

次に認知症について「江川さんには判断力はあるの？　物忘れは老人なら仕方がないことだからね。アルツハイマー型認知症の初期というのは高度の健忘症なの。物忘れがひどくても、判断力と人としての感情があれば進行した認知症とはいえない。電話はかけられるの？」と聞きました。「かけられます」と言う看護師に「それはいいね。認知症になると電話をかけられなくなることが多いからね。長谷川式スケールをやるといいけど、目の前でテストされていると思うと、嫌なものなの。だから置いてあった果物を隠して、“さっきあった果物は何でしたっけ？”と聞いてみるとかね」と、認知症の診断にひと工夫加えることを勧めました。

不安がなくなったおかげで
食べられるように
なったんだね。

23

 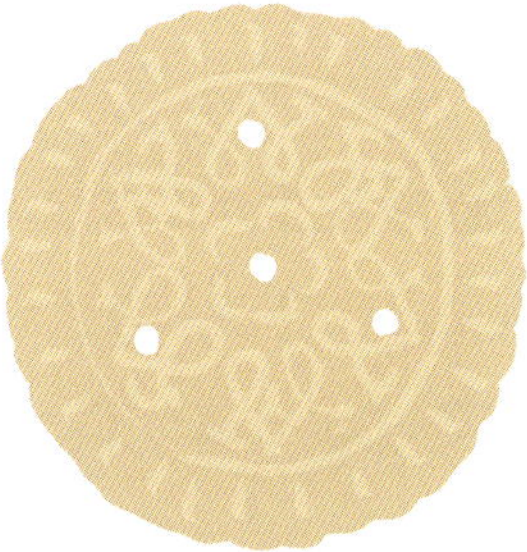

膵臓がんの長谷川淳さんには、病名や予後が告知されていません。最近、食欲不振で、服薬のときのヨーグルトやゼリー以外は食事を拒否しています。

日野原先生は長谷川さんが告知されていないことを「そういう不安な状態はよくないね。患者さんの家族が死ぬんじゃないんだから、ケアは患者さん中心じゃないと。がんだということをはっきりしないのは患者さんにはかえってストレスですよ」と指摘されました。

そして、日野原先生が昭和24年に初めて病名を告知したときのケースを例に出し、「がんの患者さんでね。奥さんは夫にがんだと知らせないでくれ、と言っていたけどね。盛んに吐くようになってから往診したとき、患者さんは奥さんを下げさせて、僕の両手を握って、私の目をじっと見てね。“本当のことを言ってください”と言った。“がんでした。外科では開腹したものの、胃がんは腹膜の転移がひどく胃の切除をせずに腹壁を閉じたのですと、私は患者さんに真実を述べたのです。するとその患者さんは涙を流しながら“ありがとう､先生。これからはそのつもりで生きていきます”と言った。その人はがんによる幽門狭窄があったのに、病名告知後は食事がとれた。不安だったときは何も食べられなかったのに、不安がなくなったおかげで食べられるようになったのは、精神的ストレスで幽門の攣縮が起こっていたのが、病名告知によりストレスがなくなり嘔吐が止ったからでしょう」と日野原先生は説明され、告知の大切さを説かれました。

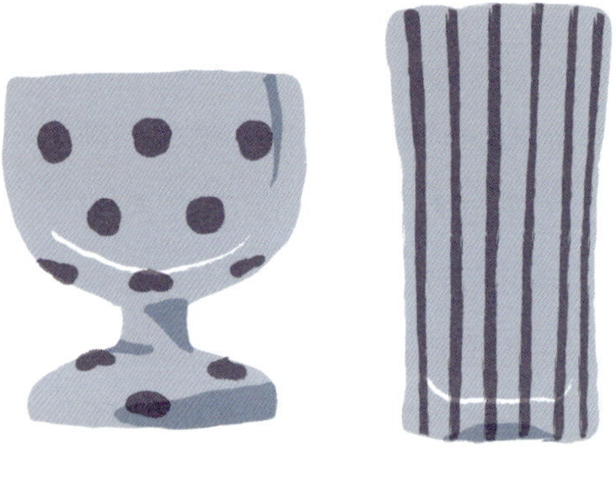

24

慢性疾患では
本人の気持ちが
さわやかであることが
大切だからね。

糖尿病の橋本麗子さんは、教育入院後に血糖値が上がってしまうことを繰り返しています。

看護師が「退院すると血糖値が上がってしまう」と言うのに対し、日野原先生は「退院してマイペースになるのなら、あまり教育入院の効果はないかもしれないね。家に帰ったときに自分でできるようにするのが“教育”なのだからね」と教育入院の効果について指摘しました。

そして「糖尿病で一番心配なのは、心筋梗塞や血管の変性、腎臓の障害や感染症なの。そういったことに気をつけた上で、あまり今までの生活を変えないで寛大にしたほうがいいね。少しくらい甘いものを食べることは問題ないのじゃないかな。QOLというのは当人が気持ちよく感じる状態だからね。あまり“ダメダメ”と言うより、ほどほどにするほうが本人は幸福なの。治らない慢性疾患では“本人の気持ちがさわやかである”ということが大切だからね」と、高齢者の糖尿病ケアの基本を確認しました。

関節リウマチは
“悲しい人”では
痛みが強いの。
だから、患者には
“希望”を与えないとね。

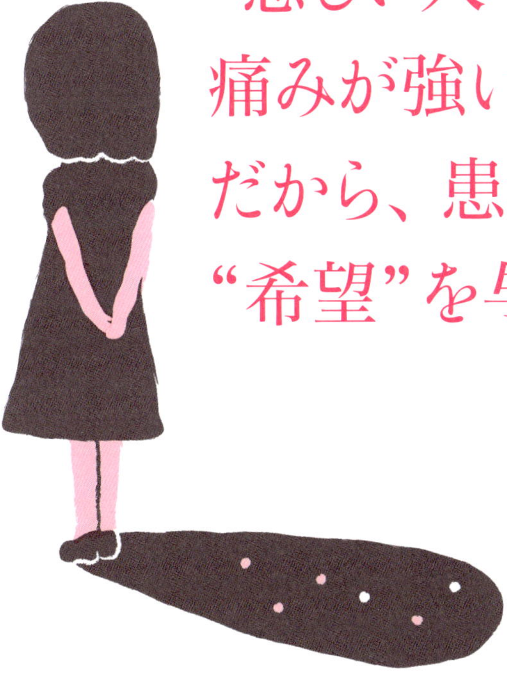

25

看護師は関節リウマチの和田ますみさんの不安とストレスに対して、どのようにアプローチすればよいか悩んでいます。

日野原先生は関節リウマチ患者を「“悲しい人”では痛みが強いの。でも、“幸福な人”なら痛みをそれほど感じなくて済む。だから、患者には希望を与えないとね。音楽療法で痛みが軽減することもあり得るよ」とし、長男が音楽家であることも考慮して、音楽療法の導入を提案しました。

また「リウマチの人は、脈をとろうとして手を少し取っただけでも、とても痛いと訴えます。だから、患者の痛みを理解している医師は、手を引っ張るようなことはしない。そこをわかって行動すると“自分の痛みをわかってくれる”と患者さんは思うの。痛みを伴う慢性疾患では、そういう人間関係が大切だね。その人の痛みを数量化して、どういうときに痛みのグレードがどうなるかを知ることが問題解決に役立つと思う」と関節リウマチにおける痛みの理解の大切さを諭しました。

26

私はね、
いまだかつて1回も
予後の告知は
したことがないの。

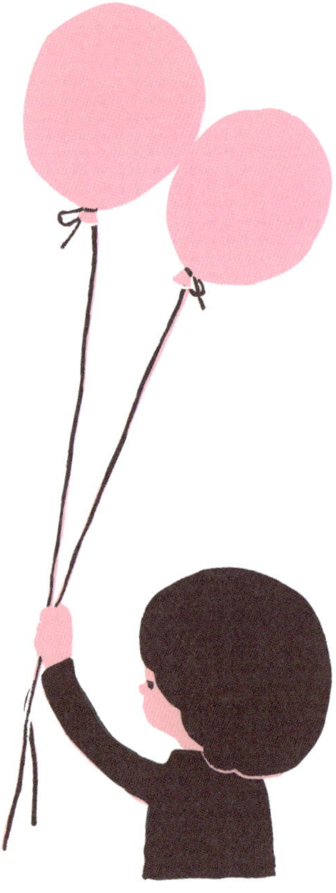

昨年の健康診断で食道がんが見つかって入院した高橋正さん。肺とリンパ節に転移しており、放射線治療が開始されましたが、病状進行に対する不安と苛立ちが強いようです。

ターミナルの状態にもかかわらず、高橋さんに抗がん剤が処方されていることから、日野原先生は「何もしないでそっとしておいてあげて、水分を補給する。そういう状態にもっていかないと、この人はとても苦しみながら死んでしまうよ」と指摘します。

そして「予後を知らされずに退院することになっているのですが……」と言う看護師に対して、日野原先生は「“進行するがんを持っている”と言うのは病名告知だけど、何日もつかということは医師でもわからない。私は60年も病名告知をしているけれども、いまだかつて1回も予後の告知はしたことがないの」と、慎重な態度をとるように勧めました。

さらに「高橋さんにとって“いい環境というのはどういうことか”を考えてあげることだね。環境をよくして親しい友だちを呼んであげることで、気持ちが非常によくなる。こういうのを“テンダー・ラビング・ケア”というんですよ」と、あらゆる治療をやめて、精神的な愛の看護をすることの大切さを強調しました。

27

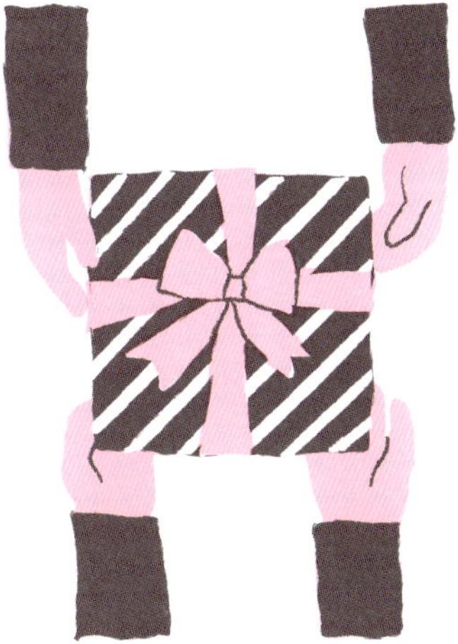

家族が
「よい死に方をしたな」と
思えたら“グリーフ”は
起こらないものなの。

グリーフケアのため，昨年亡くなった佐藤三郎さんの妻を訪問しています。グリーフケアを行ったときに、妻の心情とその意志を支えていた信仰の強さを知ることになり、訪問看護師はなすべきことを十分できずに悔いが残っています。

日野原先生は「このケースにはいくつかの問題があるけれど……」と話し始めました。「宗教の問題では、カトリックの神父さんに病床に来てもらえばよかったね。“神父さんを呼びましょうか？　呼んだらいかがですか?”と医師または看護師からアドバイスすることが必要だったということだね」と指摘しました。

「それから、例えば、家族が“お父さんはよい死に方をしたな”と思えたら、“グリーフ”は起こらないものなの。患者さんが死を受け入れることができたり、苦しまずに死んだら、家族は“よかったな”と思えるでしょう？　ところが、“自分に足りないことがあったからなんだ……”と自らを責めている間は、グリーフは続くものだからね。そのように悩んでいる介護をしていた人に、看護師が“苦しまないでよかったね”とプラスに思えるようにもっていけるとよいね」とアドバイスしました。

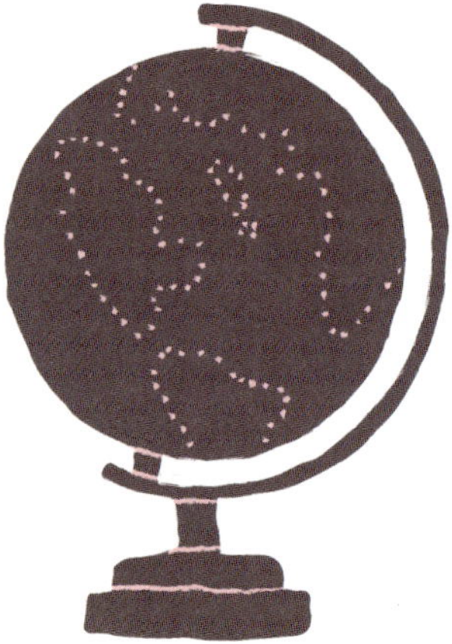

仕事に
復帰できれば
もっと元気が
出るのではないかな。

28

川上由紀子さんは胃がん・小腸がんなどの手術で1年間入院していました。現在、ADLはほぼ自立していますが、仕事復帰の希望を持つ反面、障害や疾患を持ってしまったことで意欲をなくしています。

日野原先生は「能力の高い人のようだから、仕事に復帰できれば、もっと元気が出るのではないかな」と問いかけますが、訪問看護師は川上さんが口の手術をしていて、発音がはっきりできないために、仕事復帰に対する気持ちが萎えてしまっている現状を述べました。さらに「川上さんには入れ歯がなく、歯茎の力で物を食べていますが、発語や消化のためには義歯をするほうがいいと、歯科医の指摘を受けました」と述べました。

日野原先生は「訪問してくれる歯科医を探せば、義歯の問題は解決するのではないの？　このカンファレンスの場で、義歯を入れる必要があることが明らかになったのは一歩前進でしょう。“まだ仕事に復帰できますよ”と訪問看護師がしっかりサポートしてあげるといいね。そうやって新たな道を開くことが一番大切ではないかな」と述べ、今後の支援の方向性が明確になりました。

快適に過ごせるためには
“今”が一番大切ですよ。

29

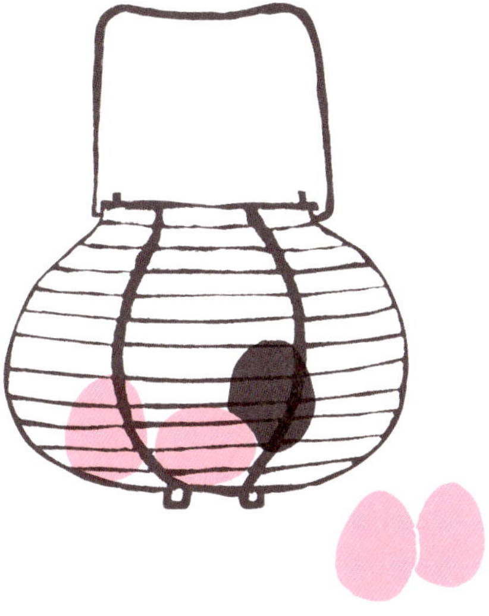

福田清美さんはパーキンソン病のため、咽頭から食道へ食塊を送り込む能力が低下していることから経管栄養を勧められていますが、長男は「口からの摂取を継続したい」とこだわっています。

日野原先生はまず「病気の進行を遅くして、福田さんが快適に過ごせるためには、“今”が一番大切ですよ。それには誤嚥しないように、誤嚥しにくい前かがみの姿勢で栄養を与えないといけないね」と指摘しました。それに対し、看護師は「福田さんは首の拘縮が強いために難しいです」と答えました。

日野原先生は「練習することですよ。習慣にしてしまうことが大切。うつ伏せに寝ることができなくても、1日のうちの何時間かを前かがみになった姿勢で起坐呼吸すると、うつ伏せ寝と同じような効果が得られるからね」とアドバイスしました。

長男が経管栄養を拒んでいることに対しては「長男には新しいアプローチが必要だね。今までと同じようなことを言っていたのではダメなのではないかな。CRPの値などデータを示して理路整然と説明すれば、長男も納得すると思う」と今後の支援の方向性を示しました。

老いを支える

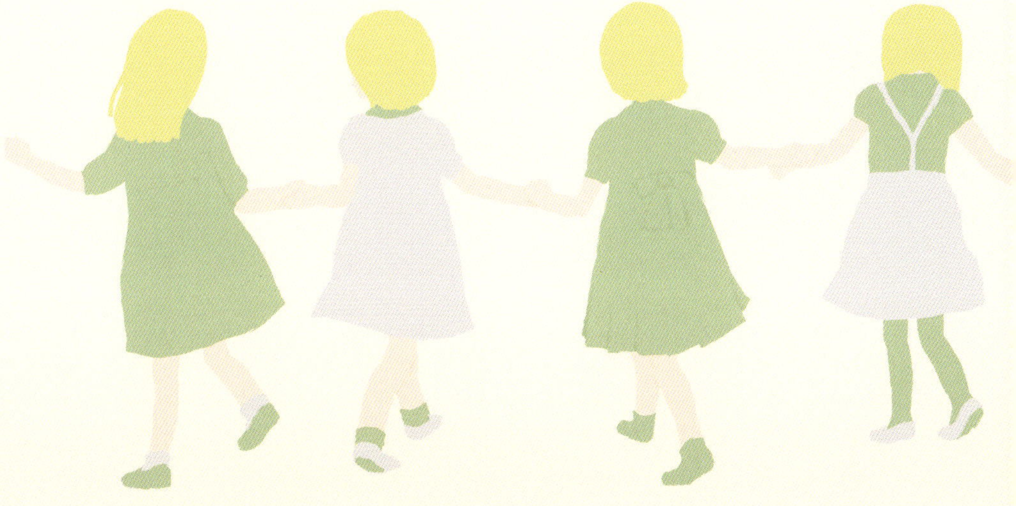

高齢者では、まず何が
安全かを考える治療よりも、
“危険”が起こらないことが
大切だね。

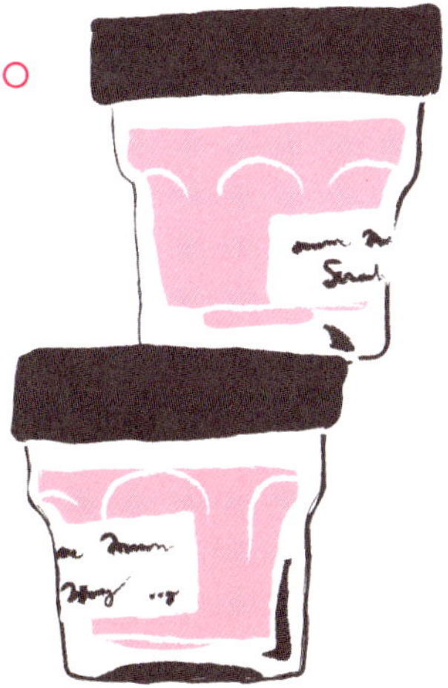

30

看護師は、糖尿病の平野のぶ子さんが低血糖を起こさないように、どう血糖コントロールすればいいか悩んでいます。

日野原先生は「低血糖にはどんな危険がある?　意識さえあれば、甘いものを取らせればいいし、血糖値60ぐらいでも意識はあるから、認知症で独居の高齢者でなければ危険はないよ。糖尿病では腎臓が悪くなったり、網膜症の心配がなければ、むしろ血糖値は高いほうが無難だね。高年の糖尿病者と若年の糖尿病者は違うの。高年なら正常値を120とかにする必要はない。元気が出て、QOLが上がるほうが大切だね」と、糖尿病における低血糖を必要以上に恐れて治療を優先するよりも、危険性を考慮に入れながら、本人のQOLを高めるアプローチの大切さを指摘しました。

そして105歳まで絵を描き続けた日本画家の小倉遊亀氏が血糖値300くらいで聖路加国際病院に入院したときに、「200ぐらいまで大丈夫ですから、たまに甘いものを食べていいですよ」と言ったら元気になったというエピソードを披露しました。

老人の血圧の正しい知識を家族に教えてあげるといいね。

31

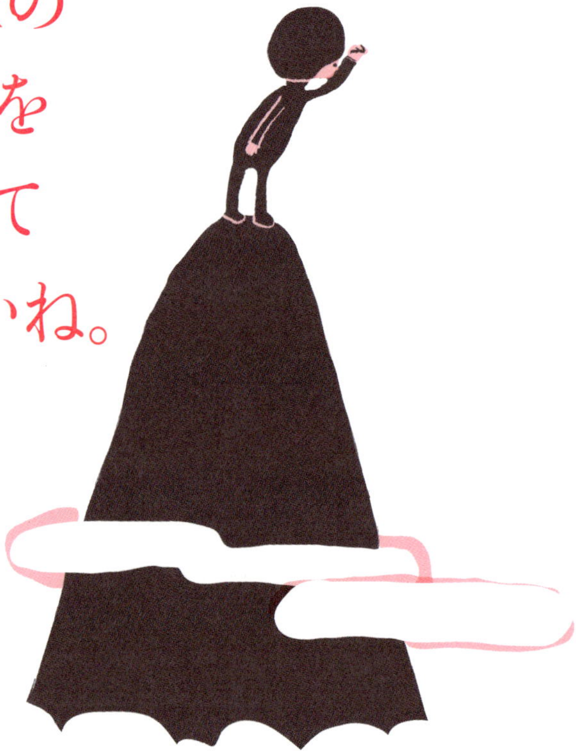

高血圧の松本英子さんの血圧が150より高かったり、少しでもおかしなところがあると、次女が心配して長女に連絡するため、2人の関係があまりよくありません。

日野原先生は「どうも間違った知識で、姉妹がいさかいを起こしている観があるね。老人の血圧の正しい知識を家族に教えてあげるといいね」と切り出しました。老人の血圧が、興奮するとすぐに50くらい上がってしまうこと、安静にしている老人がトイレに行くだけでも30くらい上がること、つまり老人の血圧には変動があることを説明し、「最低血圧が90以下であれば、最高血圧が瞬間的に160ぐらいに上がっても心配いらないよ」と教えます。

そして「松本さんのところに行ったら2～3回血圧を測る。そうすれば、変動があることを理解してもらえる。また、心電図をとって医師に見てもらえば、心配のない高血圧かどうかわかるよ」とアドバイスしました。

老人は頭でも筋肉でも
使うことが一番大切なの。
どうやって使わせるか
ということだね。

32

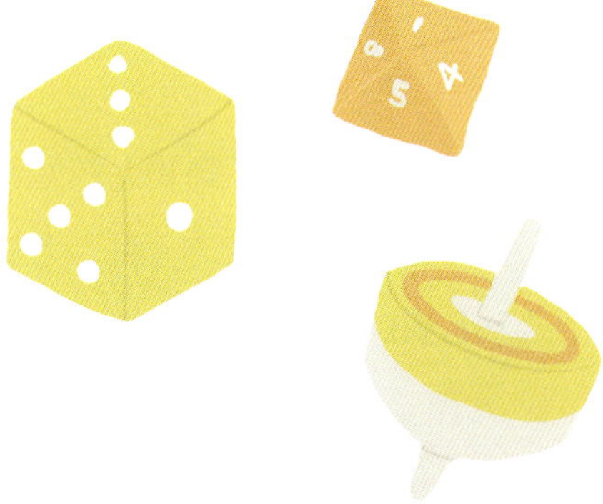

半年前に大腿骨頸部骨折で入院した工藤礼子さんは、退院後はほとんど歩かず、訪問看護師は体力の低下を気にしています。

日野原先生がまず指摘したのは「今、工藤さんにとって一番大切なのは、骨折を起こさないことだね」と、工藤さんの運動状況はどうかと質問しました。訪問看護師は「室内では歩いているのですが、ずっと役職に就いていたからか性格なのかわからないですが、外出時はいつもタクシーです」と答えました。

日野原先生は「骨折と認知症と失禁の3つを“老人症候群”というのだけど、工藤さんはこのままだとまた骨折すると思いますよ。もっと歩いて鍛えないとね。筋肉を使わないと廃用症候群になってしまうからね。老人は頭でも筋肉でも使うことが一番大切なの。どうやって使わせるかということだね。散歩には行けるの？」と訪問看護師に確認しました。訪問看護師は「ヘルパーさんもいるし、訪問したときに持ち掛けてみます」と次回からの新たなアプローチに気づきました。

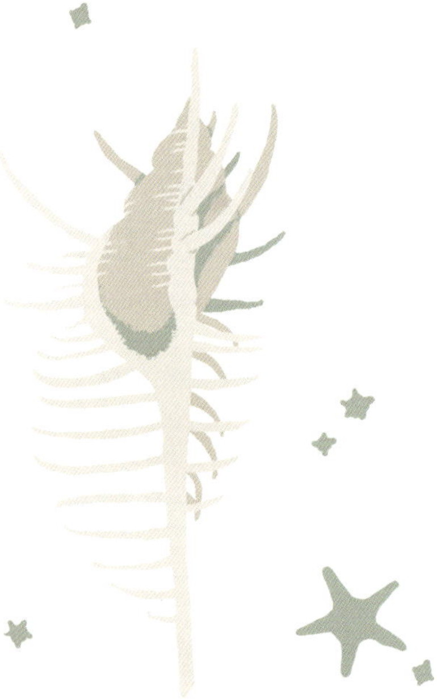

33

高齢になる
メリットは
苦しまないで
死ねることなんですよ。

1年前に脳梗塞で入院した上野俊夫さんは、半年ほど前から呼吸が不安定で、気管切開も考慮されましたが、「自然な形で死を迎えさせたい」という家族の希望で見送られました。

日野原先生は「家族は家で看ることを望んではいても、苦しんだ状態で亡くなるのは不本意なのでしょう。どんなときに上野さんは苦しそうになるの？」と尋ねました。訪問看護師が、「呼吸が荒くなって20秒ほど止まることが続いている」と言うと、「呼吸が荒くなるのは舌根が下がって気道を圧迫していることが多いの。そういうときには下顎を持ち上げると気道が広がり、呼吸が荒くなくなる。家族でもできるから教えてあげるといいね」と実践的なアドバイスをしました。

そして「高齢者の死の予測は困難だけれど、痙攣したり、苦しんだりすることはありませんよ、と家族に言ってあげるといいね。プラトンも言っているよ。“高齢になるメリットは苦しまないで死ぬことだ”と。自然死に近い状態になるということだね」と諭しました。

34

人のQOLは
“命の長さ”
ではないですよ。

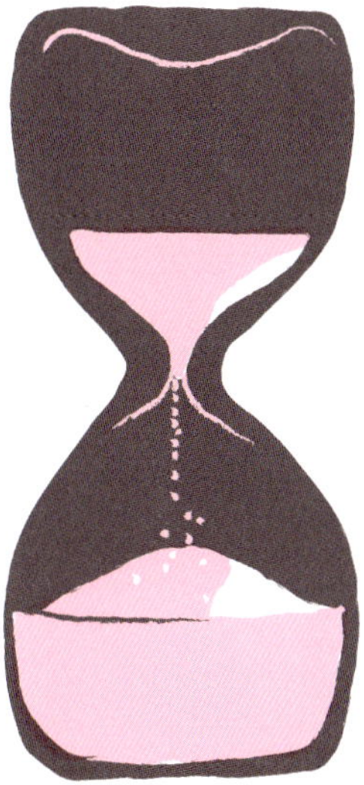

中村直人さんは肺炎で入院したのち、気管切開し、現在も入院中です。以前は、スナックを経営しており、ジャズに詳しい名物マスターとして慕われていましたが、現在は妻が店を続けています。

日野原先生は、中村さんが性格も明るく、何に対しても積極的で、周囲の人に慕われていた以前の状況と今の状況を整理しました。そして「気管切開して声が出なくなって歌えなくなる。今後、何をしてあげられるか……それには中村さんにとって何がQOLかを考えることだね。患者さんのQOLは"命の長さ"ではないですよ」と本人の立場に立って支援することの重要性を指摘しました。

看護師が「食べることを大きな目標とされていましたが、今後はどうなるか……」と言うと、日野原先生は「気管切開していても、なんとか口から半固形物でも食べさせてあげたいね。それができれば喜ぶと思う。ナースだからこそできることを考えてあげてはどうかな」と具体案を出しました。そして「自分が同じような状態だったらどうかと考えることが大切」とポイントを指摘し、「このケースはいろいろなアプローチが考えられるから、やりがいがあるんじゃないかな」と訪問看護師を励ましました。

35

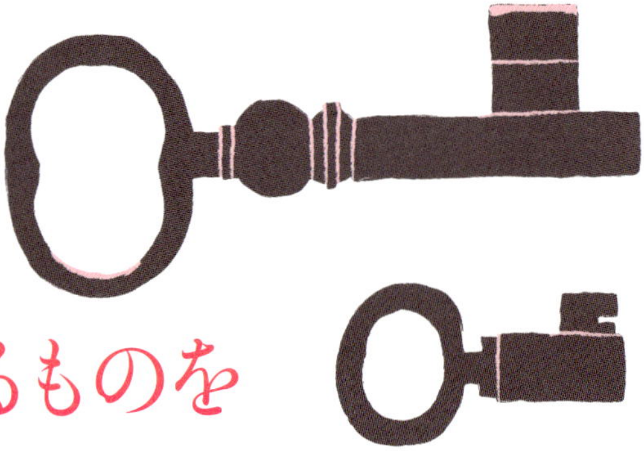

“支え”になるものを
つくることで
“心のカギ”を
開くことができればいいね。

肺がんを告知され、抗がん剤内服と放射線治療を行っている池田純一さん。「家で楽しく暮らしたい」と、在宅ターミナルケアが開始されました。訪問看護師は池田さんの様子を見て、「早く妻のところへいきたいのかな」と感じることもあり、池田さんが具体的に何を希望しているのか、現状から抜け出して自信を持って池田さんと向き合うにはどうすればよいか考えています。

日野原先生は「池田さんの場合、“限られた時間を豊かなものにする”という抽象的なものではなくて、どのようなことをすれば、どう反応するかを試行錯誤しながら見つけていくことが大切なのではないかな。まだ、時間があるようなら、少し生活のスタイルを変えてみるのもいいね」と切り出しました。さらに「カロリー計算をしっかりして、最低限のカロリーは確保するようにしたほうがいい。体力をつけることもその目的の1つだけれども、しっかり食べられるようになると、気持ちもよくなる可能性があるからね」と話します。

「何か好きなことを勧めて“支え”になるものをつくることで、池田さんの“心のカギ”を開くことができればいい。そしてそれに沿った薬の処方ができれば、今よりもう少し食べられるようになって、ポジティブに行動する可能性もあるでしょう」とアプローチの仕方をアドバイスしました。

●著者紹介

日野原重明

1911年生まれ。1937年京都帝国大学医学部卒業。1941年聖路加国際病院の内科医となり、内科医長、院長などを歴任。現在、聖路加国際病院理事長・名誉院長、聖路加看護大学名誉学長。財団法人ライフ・プランニング・センター理事長。日本音楽療法学会理事長。1993年勲二等瑞宝章、2005年文化勲章受章。著書に『死をどう生きたか』(中央公論新社)、『人生の四季に生きる』『生きることの質』(岩波書店)、『生きかた上手』(ユーリーグ)、『いま伝えたい大切なこと』(日本放送出版協会)、『臨床看護の基礎となる新看護学テキスト　看護の革新を目指して』(日本看護協会出版会)など多数。

本書は、雑誌『コミュニティケア』2006年9月号第2特集「日野原先生からのメッセージ“在宅ケアで輝くために”」、2009年1月号第2特集「日野原先生からのメッセージ2“その人に寄り添うために”」を加筆・修正してまとめたものです。原稿作成にあたり、訪問看護ステーション千代田の皆様にご協力いただきました。なお、本文中に出てくる人名などは、個人情報保護の観点からすべて仮名となっております。

日野原先生《ひのはらせんせい》からナースに贈《おく》る
35のメッセージ

2009年10月10日　第1版 第1刷印刷　　定価（本体1,200円＋税）
2009年10月20日　第1版 第1刷発行　　〈検印省略〉

著　者——日野原重明《ひのはらしげあき》

装　丁——臼井新太郎
イラスト——長谷川あきこ
発　行——株式会社日本看護協会出版会
〒150-0001　東京都渋谷区神宮前5-8-2　日本看護協会ビル4階
〈営業部〉TEL／03-5778-5640　FAX／03-5778-5650
〒112-0014　東京都文京区関口2-3-1
〈編集部〉TEL／03-5319-7171　FAX／03-5319-7172
〈コールセンター：注文〉TEL／0436-23-3271　FAX／0436-23-3272
http://www.jnapc.co.jp
印　刷——株式会社フクイン

ISBN978-4-8180-1444-2